I0766476

Name	Comment

Name	Comment

Name

Comment

Name	Comment

Name

Comment

Name	Comment

Name	Comment

Name	Comment

Name	Comment

Name
Comment

Name	Comment

Name　　　　Comment

Name	Comment

Name	Comment

Name
Comment

Name	Comment

Name	Comment

Name	Comment

Name
Comment

Name

Comment

Name	Comment

Name
Comment

Name	Comment

Name	Comment

Name
Comment

Name	Comment

Name
Comment

Name
Comment

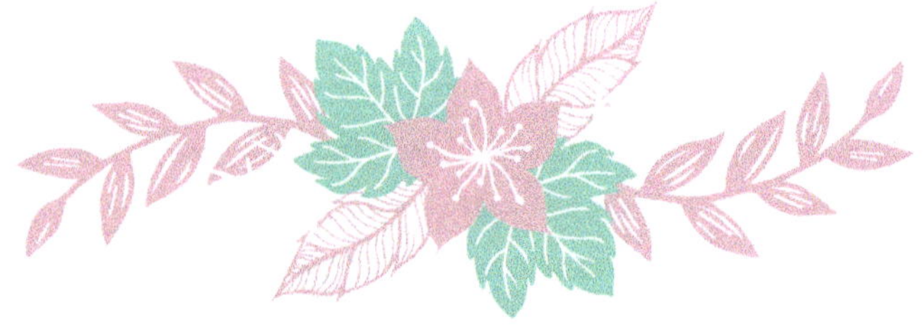

<table>
<tr><th>Name</th><th>Gift</th></tr>
</table>

Name

Gift

Name | Gift